DE LA

CHOLÉCYSTOTOMIE

CONSIDÉRÉE

AU POINT DE VUE DE SES INDICATIONS

Note lue à la Société de Médecine de Paris

SÉANCE DU 22 NOVEMBRE 1884

Par le Dr CYR

MÉDECIN INSPECTEUR ADJOINT A VICHY

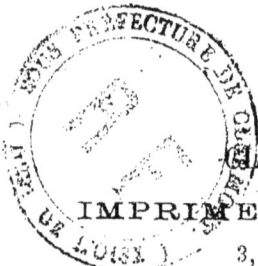

~~~

CLERMONT (OISE)

IMPRIMERIE DAIX FRÈRES

3, PLACE SAINT-ANDRÉ

—

1885

DE LA

CHOLÉCYSTOTOMIE

CONSIDÉRÉE

AU POINT DE VUE DE SES INDICATIONS

Par le Dr CYR,

MÉDECIN INSPECTEUR ADJOINT A VICHY.

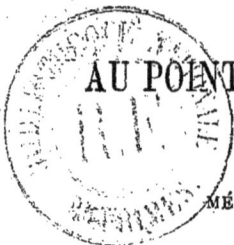

Bien que la cholécystotomie soit de date toute récente comme opération régulière, il est fort probable que ce mode d'intervention a dû venir maintes fois à l'idée des praticiens en présence de certains cas de lithiase. Sans chercher à faire un historique de la question, on peut rappeler que déjà, vers le milieu du siècle dernier, un peu avant que J.-L. Petit ne communiquât à l'Académie royale de chirurgie son célèbre mémoire intitulé : *Remarques sur les tumeurs formées par la bile retenue dans la vésicule du fiel*, Godefroy Muller avait incisé une fistule biliaire, et, pénétrant par cette voie jusqu'à la vésicule y avait brisé un calcul qu'il avait ensuite retiré par morceaux. Ce n'était pas encore la véritable cholécystotomie, mais c'était déjà assez hardi pour l'époque. Le mémoire de J.-L. Petit, tout en mettant en garde les chirurgiens contre la tendance à être trop entreprenant et leur traçant en conséquence des règles très prudentes, était bien de nature à introduire définitivement et plus délibérément l'intervention chirurgicale dans le traitement des complications de la lithiase biliaire ; mais, malgré cela, et aussi malgré les résultats très favorables des vivisections (extirpation de la vésicule biliaire chez des chiens et des chats, par Herlein et L'Anglas), on n'alla pas plus avant dans cette voie, et ce n'est que dans ces derniers temps

qu'on a essayé de faire jouer à la chirurgie un rôle plus im-
portant dans le traitement des accidents de la lithiase biliaire.

Ce qui rend aujourd'hui moins timoré au point de vue de
l'intervention chirurgicale dans la cholélithiase, c'est d'abord
que l'on est un peu — et même beaucoup — revenu de la gravité extrême attribuée au traumatisme péritonéal, et ensuite
que la pratique de l'antisepsie a très heureusement modifié
les conditions opératoires et rendu ainsi les résultats des opérations moins incertains.

Dans ces deux ou trois dernières années, les publications
périodiques étrangères nous ont apporté le récit d'un certain
nombre de cas de cholécystotomie dans des circonstances et
avec des résultats différents. En France, jusqu'à présent du
moins, on n'a pratiqué cette opération que dans des cas tout
à fait exceptionnels, des cas d'urgence, et encore a-t-on fait plutôt en pareil cas une ouverture d'abcès biliaire, avec incision
parfois, mais le plus souvent sans incision de la vésicule biliaire. Ce n'est donc là qu'une de ces interventions chirurgica-
les commandées en quelque sorte absolument par les circonstances.

A l'étranger, c'est autre chose : sans négliger cette indication, tout en lui donnant même la place la plus importante dans
les raisons qu'on invoque en faveur de la cholécystotomie,
on tend à généraliser l'emploi de ce moyen dans la plupart des
cas de tumeur biliaire : bien mieux, on veut introduire cette
opération dans la thérapeutique ordinaire de la cholélithiase
pour combattre ou prévenir ses manifestations les plus sérieuses (ictère, cholécystite, angiocholite, crises douleureuses, violentes, etc.). Cette tendance s'est manifestée à plusieurs repri-
ses dans les commentaires qui accompagnent les observations
de cholécystotomie publiées par Lawson Tait de (Birmingham)
par Ransohoff (de Chicago), par Langenbuch (de Berlin), et
tout récemment dans un travail de Musser et Keen (de Philadelphie) à propos de deux faits nouveaux rapportés par ces
confrères (*American Journal of medical sciences*, oct. 1884).

Nous n'avons pas d'observation personnelle à présenter, ce

qui d'ailleurs n'ajouterait qu'un intérêt statistique à ce travail ; mais nous avons noté, au fur et à mesure qu'ils se produisaient, les principaux cas publiés depuis plusieurs années dans l'intention de baser là-dessus les indications de cette opération. Le nombre des cas aujourd'hui connus, dépassant la trentaine, nous a paru suffisant pour en tirer quelques enseignements et discuter en connaissance de cause quels sont les services qu'on peut attendre de l'intervention chirurgicale dans l'affection calculeuse du foie.

Tout d'abord, il nous paraît rationnel de dire quelques mots du degré de gravité de la cholélithiase ; on sera, ce nous semble, mieux à même d'apprécier jusqu'à quel point il convient d'avoir recours à ce qu'on pourrait appeler les grands moyens.

La lithiase biliaire est une maladie très répandue, bien plus répandue même qu'on ne le croit, et généralement assez bénigne. Cette dernière proposition ressort du nombre relativement restreint de cas graves qu'on rencontre — et qui ne passent pas inaperçus ceux-là, comparés à la quantité de cas connus qui restent bénins, sans compter ceux peut-être aussi nombreux qui évoluent sans qu'on en ait connaissance.

Cette affection guérit assez souvent, ou tout au moins s'améliore considérablement, à l'aide d'un régime et d'un traitement appropriés. On ne saurait cependant contester que la cholélithiase ne soit maintes fois rebelle, ou résiste longtemps aux moyens ordinaires les plus rationnels, qu'elle donne lieu à des crises douloureuses dont la violence n'est pas toujours sans danger, et enfin qu'elle peut amener des complications formidables contre lesquelles malheureusement les ressources de la médecine échouent trop souvent.

Si donc, dans l'immense majorité des cas, les modes de traitement le plus généralement employés peuvent suffire, il n'en est pas moins vrai qu'en présence des accidents que nous venons de signaler, et dans le but d'éviter qu'ils n'aboutissent à une terminaison fatale, on est en quelque sorte autorisé à employer tel moyen qui, allant droit à la cause du mal, au calcul,

arrive à en débarrasser sur-le-champ les voies biliaires : c'est
ce qu'on peut évidemment obtenir en pratiquant sur la vésicule biliaire l'opération que, depuis plusieurs siècles, on pratique sur la vessie pour en extraire les calculs, en faisant, en
un mot, la cholécystotomie.

Jusque-là, cette opération semble donc, — et avec raison,—
réservée uniquement pour les cas où il survient une complica-
tion de nature à mettre les jours du malade en danger. Mais
on a fait observer que la cholélithiase, même quand elle paraît
suivre une marche très normale et avoir une allure tout à fait
bénigne, est susceptible de donner lieu à des accidents extrêmement graves, et cela très rapidement, si rapidement même
que toute intervention chirurgicale devient inutile et arrive
trop tard. Pour parer le mieux possible à cette éventualité, on
a alors proposé, dès que le diagnostic de l'affection calculeuse
est bien établi, non plus de faire la cholécystotomie sans attendre qu'il se produise des accidents,— ce qui serait déjà très
suffisant,— mais bien d'extirper la vésicule biliaire qui a deux
grands inconvénients, celui de n'être pas d'une utilité absolue,
puisque certains animaux en sont dépourvus et ne paraissent
pas s'en trouver plus mal, et que chez d'autres on a pu l'extirper sans qu'il en résultât aucune conséquence fâcheuse, et
puis d'être la cause immédiate la plus palpable de la lithiase
biliaire. C'est d'ailleurs ce qui a été pratiqué, et non sans succès, par Langenbuch (de Berlin). Nous reviendrons plus loin
sur ce point.

Quelques succès qu'on ait obtenus avec la cholécystotomie
ou avec l'extirpation de la vésicule biliaire, on ne pourra faire
accepter que ce soit une opération insignifiante et qu'on soit
en droit de la proposer, pour n'importe quel cas de cholélithiase, avec autant de désinvolture et de sécurité qu'on propose,
par exemple, une cure de Vichy. En conséquence, nous repoussons l'intervention chirurgicale comme moyen ordinaire
de traitement et nous ne l'admettons qu'en présence d'accidents prochains. C'est donc sur ces indications que nous allons
insister.

La plus importante et la moins contestable nous paraît être ce qu'on est convenu d'appeler la *tumeur biliaire*.

La tumeur biliaire peut se présenter sous deux aspects ou sous deux formes différentes, c'est-à-dire qu'elle est cystique, ou bien extra-cystique ; dans ce dernier cas, c'est plutôt un abcès biliaire que la tumeur biliaire proprement dite, laquelle indique plus spécialement la distension de la vésicule par une collection bilieuse ou bilio-purulente. Dans le cas d'abcès biliaire, il faut commencer par établir s'il y a encore communication entre la vésicule et la tumeur. Il peut arriver, en effet, que la vésicule, après s'être débarrassée par ulcération d'une partie ou de la totalité de son contenu qui est venu former tumeur dans le voisinage, reste en communication avec cette dernière, constituant ainsi une fistule biliaire externe ou interne, suivant que la tumeur a été ou n'a pas été ouverte, ou bien que sa solution de continuité se répare et que toute communication cesse entre la vésicule et la tumeur qui forme alors une collection tout à fait isolée.

Il va de soi que, dans ces cas, il n'y a pas de véritable cholécystotomie à faire, parce que, s'il n'y a plus de communication entre la vésicule et la cavité de l'abcès biliaire, il suffit d'ouvrir ce dernier pour voir cesser les accidents, et, s'il y a encore communication, on se contente généralement, après avoir incisé la tumeur, de dilater ou de débrider le trajet fistuleux pour faciliter l'issue des calculs. Nous n'oserions dire que ce mode de terminaison d'accidents assez graves soit très fréquent, mais il est loin d'être rare.

Nous n'avons fait la distinction qui précède que pour bien montrer que tous les cas ne sont pas absolument comparables au point de vue de l'opportunité de l'intervention.

Mais laissons de côté ces distinctions qui sont surtout du domaine de la pathologie et n'envisageons que le côté clinique.

Une tumeur biliaire d'origine calculeuse étant donnée, quels avantages présente l'intervention chirurgicale sur l'expectation ?

Abandonnée à elle-même, ainsi que cela se passe le plus souvent, la tumeur biliaire nous offre plusieurs modes de terminaison :

1º Elle peut se terminer par l'issue spontanée de son contenu par les voies normales, si l'obstruction biliaire vient à cesser ;

2º Si la rétention biliaire persiste, l'ectasie des voies biliaires peut faire des progrès constants et amener ainsi des complications généralement très graves soit du côté des conduits biliaires, soit de la vésicule, soit encore à la fois sur les canaux et le cholécyste. Du côté des premiers, nous avons l'angiocholite avec formation de petits abcès et pyohémie, avec ou sans perforation des conduits ; du côté de la vésicule, nous avons aussi l'inflammation, la suppuration et l'ulcération avec ou sans perforation, et toutes les conséquences qui en résultent.

Si le malade a échappé à toutes les complications que nous venons de signaler, et si la tumeur biliaire s'est ouverte à l'extérieur spontanément ou à l'aide d'une petite incision, il ne faudrait pas croire qu'on se trouve pour cela dans les mêmes conditions que si l'on avait fait la cholécystotomie. En effet, maintes fois il a fallu attendre quelque temps avant que les calculs sortissent, il a fallu parfois débrider, aller chercher les calculs assez loin, en un mot, faire un certain degré de traumatisme chirurgical. Dans les cas exceptionnellement favorables, les calculs sortent d'emblée et il ne reste plus, comme après la cholécystomie, que la fistule à guérir.

Nous avons supposé tout à l'heure que la tumeur biliaire était d'origine calculeuse, parce que c'est le cas le plus habituel. Il est bon cependant de rappeler que la rétention biliaire, dont la tumeur biliaire n'est qu'une des conséquences, peut être produite par des états pathologiques très variés (angiocholite catarrhale, catarrhe gastro-duodénal, tumeurs de diverses natures comprimant le cholédoque ou le canal hépatique, telles que kyste hydatique, cancer, ganglion lympatique hypertrophié, péri-hépatite localisée au hile, brides péritonéales, etc.) Il s'ensuit qu'avant de se livrer à une intervention chirurgicale, il y a grand intérêt à découvrir la cause de l'obstruction pour apprécier de quel secours peut être cette intervention, si elle doit être simplement palliative comme dans la plupart des cas de tumeur, ou s'il y a grande chance pour qu'elle soit curative, en permettant d'enlever la cause de l'obstruction. L'étude attentive des antécédents du malade, les circonstances qui ont accompagné l'obstruction, la façon lente ou brusque dont elle s'est manifestée, permettront généralement d'établir le diagnostic et par conséquent de savoir d'avance le but que l'on a à poursuivre.

Si l'on ne pouvait arriver à un diagnostic précis, ce ne serait certes pas une raison pour s'abstenir de toute intervention : ce serait presque une raison de plus pour agir, puisque l'exploration plus complète que faciliterait l'ouverture de la vésicule biliaire, serait un moyen de plus pour arriver au diagnostic.

Du reste, avant d'ouvrir la vésicule, on peut avoir recours, en vue de mieux établir le diagnostic, à un moyen déjà employé en France, avant même peut-être qu'on ne l'eût appliqué à l'étranger et qui mériterait, ce nous semble, d'être plus souvent utilisé qu'on ne l'a fait jusqu'à ce jour. D'après Luton (article sur les VOIES BILIAIRES, Dictionnaire de Jaccoud, t. V, p. 99), A. Thomas a pu reconnaître par une ponction à l'aide d'un fin trocart qu'une tumeur de l'hypochondre droit était formée par la vésicule du fiel, et que non seulement il y avait rétention de la bile, mais aussi que cette rétention tenait à des calculs, car le trocart détermina un choc significatif sur une de ces productions.

Whittaker (de Cincinnati) a eu recours au même procédé dans un cas où l'on avait l'intention de pratiquer la cholécystotomie, mais où le diagnostic était un peu incertain. Il put ainsi, à l'aide de l'aiguille de l'aspirateur, sentir nettement la présence d'un calcul qui froissait la pointe de l'instrument, et c'est après avoir, par ce procédé, fait constater la présence d'un cholélithe dans la vésicule au chirurgien qu'il avait appelé, le docteur Ransohoff, qu'on se décida à exécuter l'opération.

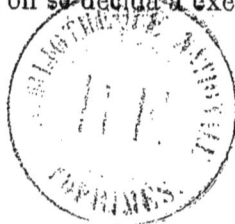

Il y a quelques mois, le docteur G. Harley qui, dans son récent et si remarquable ouvrage sur les maladies du foie, avait insisté sur l'innocuité de cette exploration de la vésicule, a communiqué à la *Royal Medical and chirurgical Society* le récit d'un cas où il l'a pratiquée et où elle lui a permis de constater nettement la présence d'un cholélithe dans les voies biliaires et même d'en apprécier les dimensions. Bien que, dans la discussion qui a suivi cette communication, les membres de la Société n'aient pas, en général, paru favorables à ce mode d'exploration, nous croyons, jusqu'à plus ample informé, qu'il est susceptible de rendre de grands services pour le diagnostic, et qu'il ne présente — pourvu qu'il soit employé prudemment — aucun inconvénient sérieux.

A quelque cas que l'on ait affaire, l'ouverture de la vésicule, si elle est pratiquée avec toutes les précautions voulues, c'està-dire, de manière que son contenu ne s'échappe pas dans le péritoine, soit pendant, soit après l'opération, constitue une opération parfaitement rationnelle et susceptible d'amener des résultats très favorables. Si donc on intervient assez tôt pour empêcher la production des lésions graves que nous avons énumérées précédemment, on est en droit de dire que, non seulement ce moyen thérapeutique était très bien justifié, mais même qu'il y aurait en quelque sorte de la négligence à ne pas y avoir recours en pareil cas.

L'opération est encore mieux justifiée si, comme nous le disions tout à l'heure, elle permet, en explorant avec une sonde, un stylet ou une petite pince courbe disposée *ad hoc* les canaux biliaires, de dégager un calcul enclavé, soit en le poussant vers le duodénum, soit en le faisant rentrer dans la vésicule d'où il est ensuite aisé de l'extraire, soit encore en le broyant comme cela a été fait parfois, si son volume en rend l'extraction difficile.

Tels sont les services que peut rendre la cholécystotomie dans l'accident le plus grave de la rétention biliaire, qui est l'ectasie généralisée des voies biliaires.

Nous passons pour le moment sur le côté aléatoire de l'opération : nous noùs en occuperons quand nous aurons fini de discuter les indications.

Nous n'avons pas parlé, à propos de la tumeur biliaire, de l'hydropisie de la vésicule qui se produit surtout quand l'obstruction calculeuse siège dans le canal cystique : dans les cas de ce genre, plutôt que de pratiquer la cholécystotomie, comme le fait trop aisément peut-être Lawson Tait, mais avec un succès qui justifie sa hardiesse, nous conseillerions simplement la ponction capillaire avec l'aspirateur, opération presque inoffensive et qui suffirait la plupart du temps à faire cesser l'obstruction du canal cystique, ou tout ou moins à prévenir les suites graves que peut amener l'hydropisie de la vésicule.

La seconde indication de la cholécystotomie serait l'*ictère chronique*, à condition, bien entendu, que cet ictère tienne à une cause à laquelle l'opération en question soit susceptible de porter remède. En fait, il n'y a donc guère que l'ictère d'origine calculeuse qui puisse, à la rigueur, justifier la cholécystotomie. Ici, une première difficulté se présente : il faut faire le diagnostic différentiel de l'ictère ; or, il n'est pas toujours aisé de bien établir le diagnostic pathogénique de ce symptôme. Nous pourrions, à l'exemple de Musser et Keen, entrer dans de longs détails sur ce diagnostic différentiel ; mais il nous semble que cette digression serait ici un peu déplacée, d'autant plus qu'on trouvera facilement dans tous les ouvrages spéciaux les documents nécessaires pour, étant donné un cas d'ictère, en établir l'origine la plus probable.

Les auteurs américains que nous venons de citer ont fait valoir, comme il convient, l'indication tirée de l'ictère chronique, indication que nous ne repoussons pas absolument, mais au sujet de laquelle nous ferons de grandes réserves.

Personne n'ignore les nombreux inconvénients qu'entraîne l'ictère, pas plus que les graves accidents auxquels il dispose : il n'y a qu'à rappeler les troubles digestifs, la diarrhée, l'assimilation défectueuse, les insomnies persistantes par suite de démangeaisons opiniâtres, l'amaigrissement, le dépérissement, etc., que l'on constate souvent en pareil cas, sans compter la tendance aux hémorrhagies, à la cachexie, à l'ictère grave. Il est donc incontestable que l'ictère passé à l'état chronique constitue un danger sérieux.

Toutefois, et sans pour cela partager le même scepticisme que Wickham Legg et Lawson Tait sur le rôle de la bile dans l'organisme, il faut bien reconnaître que nombre d'ictériques, nous ne parlons que des ictériques par cholélithiase, — diffèrent assez bien, n'ont que peu ou point de diarrhée, ne maigrissent pas considérablement, n'ont pas d'hémorrhagies et conservent assez bien leurs forces pour vaquer à leurs occupations habituelles, en un mot jouissent d'une santé satisfaisante. Si l'on songe, en outre, que ce bon état de santé leur permet de traiter l'affection à laquelle est lié leur ictère et de se débarrasser graduellement de l'un comme de l'autre sans courir de danger, on est un peu en droit de se demander si l'on serait bien fondé à proposer une opération qui est loin d'être sans gravité, et qui emprunte même aux conditions spéciales dans lesquelles elle serait pratiquée des chances d'insuccès. En effet, les chirurgiens qui se préoccupent de l'état général des sujets à opérer,— et le professeur Verneuil l'a montré mieux que personne, — savent que les hépatiques en général et surtout les ictériques ne sont pas des sujets brillants pour la chirurgie opératoire : le fait seul qu'en dehors de toute intervention ils sont prédisposés aux hémorrhagies, montre assez combien sont à craindre chez eux les hémorrhagies secondaires qui suivent les opérations et qui le plus souvent résistent à tous les moyens hémostatiques. Il est à remarquer, en effet, que la plupart des malades qui ont succombé à la suite de la cholécystotomie ont été emportés par ces hémorrhagies en nappe si redoutables. C'est donc là une perspective peu encourageante et même une contre-indication sérieuse, surtout pour peu que l'opération ne soit pas urgente.

Si encore le résultat de l'opération était assuré, c'est-à-dire si l'on était certain de remplir le but qu'on se propose, qui est de lever l'obstacle cause de l'ictère ? Mais si le calcul siège à l'ampoule de Vater, il ne sera pas aisément accessible : de même il peut être fortement enclavé dans une autre partie du cholédoque et fixé en ce point par du tissu de nouvelle formation dont la déchirure, par le fait de l'extraction du calcul, risquerait de déterminer un traumatisme plus grave même que celui produit par l'opération.

On voit donc que l'indication de la cholécystotomie fournie par l'ictère chronique d'origine calculeuse est fort discutable, et, s'il se trouve des chirurgiens assez entreprenants pour la considérer comme très sérieuse, nous doutons fort qu'il se trouve beaucoup de praticiens pour partager leur avis.

Les deux confrères de Philadelphie déjà cités mettent en avant une troisième indication qui est tirée des douleurs dues à la migration des calculs.

Il est certain que ces crises douloureuses présentent maintes fois une violence extraordinaire et reviennent assez souvent pour constituer une cause d'épuisement, de prostration nerveuse, et même de troubles cardiaques très sérieux, sans compter que les vomissements incessants dont elles sont souvent accompagnées ajoutent à cette fatigue excessive et contribuent à ce que ces crises mettent parfois l'existence en péril. Nous avons rapporté, dans notre *Traité de l'affection calculeuse du foie,* quelques exemples de mort plus ou moins rapide dans lesquels cette terminaison fatale a été due uniquement à la violence de la douleur et à l'épuisement consécutif aux efforts incessants faits pour vomir

Sans chercher à atténuer la portée de ces cas malheureux, il faut bien cependant faire remarquer qu'ils sont tout à fait exceptionnels, si exceptionnels même, qu'il serait impossible d'établir une proportionnalité tant soit peu approximative ; ajoutons que rien ne peut faire prévoir, dans la plupart des cas, si la crise sera d'une violence excessive et capable de faire naître des complications. Par conséquent, il n'y a pas lieu de songer à une cholécystotomie préventive.

Resteraient les cas où les crises, très intenses, se renouvellent très fréquemment et où les traitements les mieux appropriés n'apportent pas une amélioration assez rapide, cas fort rares d'ailleurs. Nous avons vu des sujets affectés de crises rebelles et extrêmement violentes, qui auraient été certainement décidés à subir quelque opération que ce fût pour être débarrassés de leurs souffrances. Dans ces cas, si l'état général est bon et le diagnostic bien établi, on serait autorisé, *sur l'insistance du malade*, à tenter la cholécystotomie. Néanmoins, nous savons par expérience qu'il ne faut jamais désespérer de venir à bout des coliques hépatiques les plus rebelles et les plus intenses, et par suite, même dans ces circonstances, l'opération en question peut être laissée de côté en raison des dangers qu'elle fait courir, et en tenant compte aussi qu'à l'aide de cette opération on n'est pas absolument sûr de débarrasser complètement les voies biliaires de leurs calculs, témoin le cas de Sims dans lequel on avait extrait une soixantaine de calculs de la vésicule, et où l'autopsie montra qu'elle en contenait dix-huit autres enkystés. Dans deux autres cas, on a eu un mécompte analogue.

Après avoir essayé de montrer quelles sont, selon nous, les veritables indications de la cholécystotomie, il nous reste à dire quelques mots à propos de l'opération. Ce n'est pas que nous voulions décrire le manuel opératoire qui n'offre aucune difficulté sérieuse pour ceux à qui la chirurgie abdominale est familière, nous tenons simplement à faire quelques remarques soit sur les déceptions que peuvent rencontrer les opérateurs, soit sur les dangers de l'opération en elle-même. En effet, même en employant les procédés les plus rationnels, les choses sont loin de se passer aussi simplement, aussi naturellement qu'on pourrait le croire : la lecture attentive des observations publiées montre qu'on a souvent de l'imprévu dans cette opération.

Nous avons parlé du fait de Sims, qui croyait avoir extrait tous les calculs de la vésicule et qui en laissa encore dix-huit enkystés, il est vrai. Dans le premier des deux cas publiés récemment par Musser et Keen, l'opération ne put être terminée et on se borna à l'ouverture de la cavité abdominale et du péritoine. Dans ce cas, on avait bien, en effet, entrepris la cholécystotomie pour un ictère chronique avec crises de colique hépatique ; mais, après avoir ouvert l'abdomen, on se trouva en présence d'une masse dure, grosse comme le poing, adhérente au foie, au côlon et à l'intestin grêle. Comme on ne découvrait pas la vésicule ailleurs, on pensa qu'elle était englobée dans cette masse où on ne sentait du reste aucun calcul, et dont l'aspect fit craindre une tumeur de mauvaise nature.

Devant cette incertitude du diagnostic, et en considérant que l'état du sujet pendant l'opération avait donné quelque inquiétude, on s'en tint là, et on ne fit pas la cholécystotomie, bien que le diagnostic clinique eût été très correct, attendu que tous les symptômes habituels de la cholélithiase étaient présents, sauf qu'on n'avait pas vu les calculs.

Dans le second cas, encore un mécompte. Une fois la vésicule ouverte, on eut bien de la peine à trouver le canal cystique, — encore ne fut-on pas bien sûr de l'avoir trouvé, — et on ne put parvenir à découvrir la cause de l'obstruction, qu'on ne reconnut qu'à l'autopsie. Dans ce cas, en outre, bien que durant la première période de la maladie on eût diagnostiqué une angiocholite catarrhale, au moment d'opérer on ne savait plus trop à quoi s'en tenir, et le diagnostic restait en suspens, comme dans un des premiers cas de Lawson Tait.

La cholécystotomie est-elle une opération dangereuse ? A en juger par les résultats publiés, la mortalité ne serait pas considérable, puisque dans les 31 cas qui figurent dans le tableau de Musser et Keen, il n'y a eu que neuf décès ; encore faudrait-il écarter, comme le font remarquer ces auteurs, un cas de Samuel Gross où la cholécystotomie n'a été qu'un incident dans une opération beaucoup plus sérieuse ; le chiffre des décès est donc réduit à 8 sur 30. Si maintenant on retranche 4 cas dans lesquels il y a eu non pas seulement cholécystotomie, mais extirpation de la vésicule biliaire, et qui ont donné trois décès, il resterait 26 cas, auxquels on pourrait ajouter 2 cas heureux de Jules Bœckel qui ont été oubliés par les auteurs américains, total 28 cas qui ont donné seulement 5 morts, c'est-à-dire à peu près 18 p. 100. Mais peut-être faudrait-il tenir

compte de ce fait que, sur ces 28 opérations, 13 ont été prati-
quées par le même chirurgien, et que, par suite, l'habileté opératoire spéciale qu'il n'a pu manquer d'acquérir, lui a permis
d'avoir des résultats plus favorables, car tous ses malades ont
guéri. Cette proportion n'a évidemment rien de bien effrayant,
mais enfin elle suffit pour montrer que l'opération en question n'est pas aussi inoffensive qu'on voudrait le faire croire à
l'étranger.

« En lisant les nombreux cas, dit Keen, dans lesquels des
calculs parfaitement accessibles et non enkystés ont amené
la mort, j'ai été frappé de la quantité d'existences qu'avec un
peu moins de timidité ou d'indifférence on aurait pu sauver. »
L'auteur américain a bien un peu raison ; mais il faut considérer qu'à moins d'admettre que tous les cas de cholélithiase ne
devraient être traités que chirurgicalement, ce qui est tout à
fait inadmissible, il est souvent fort difficile et même impossible, comme nous l'avons déjà indiqué, de prévoir quels sont
les cas dans lesquels il surviendra des complications sérieuses.
Cela est si vrai qu'en compulsant de mémoire les cas qui nous
ont le plus frappé par leur gravité parmi près d'un millier de
cas de cholélithiase que nous avons observés, nous pouvons
dire que la plupart des sujets que nous avons vu mourir n'auraient paru présenter, quelques jours avant leur mort, aucune
indication opératoire sérieuse, tandis que ceux dont l'état grave aurait certainement comporté une intervention chirurgicale
ont guéri sans cela.

Ce qui empêchera très probablement que la cholécystotomie
ne devienne une opération courante, c'est que — ou bien, pour
la faire dans les meilleures conditions possibles, on la propo-
sera dans des cas où, selon toute vraisemblance, les moyens
ordinaires de la thérapeutique suffiraient à triompher du mal,
et la chirurgie aura alors peu de chance d'être acceptée, — ou
bien on y aura recours en désespoir de cause, quand tout aura
échoué, et quand le malade sera dans un état tellement grave
que l'opération risquera fort de hâter une terminaison fatale
devenue presque inévitable.

En résumé, sauf la présence de tumeur biliaire, les autres indications de la cholécystotomie nous paraissent fort discutables. Dans les cas de tumeur biliaire, il y aura plus d'avantage à intervenir qu'à s'abstenir ; mais il faut agir de bonne heure. Dans les cas d'ictère chronique d'origine calculeuse, ou quand on a affaire à des crises opiniâtres très fréquentes, la cholécystotomie pourra être indiquée, mais seulement dans des cas tout à fait exceptionnels. En émettant cette opinion, nous n'entendons diminuer en rien les services qu'on peut attendre, au besoin, de l'intervention chirurgicale, mais nous nous basons principalement sur notre expérience de l'efficacité du traitement médical dans l'immense majorité des cas.

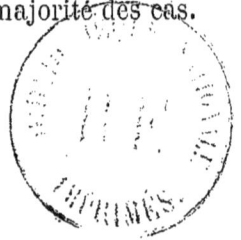

Clermont (Oise). — Imprimerie Daix frères, place Saint-André, 3.

www.ingramcontent.com/pod-product-compliance
Lightning Source LLC
Chambersburg PA
CBHW050445210326
41520CB00019B/6075